ACTION

DE QUELQUES DÉRIVÉS

DE LA MORPHINE

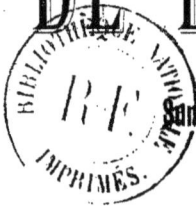

sur la respiration normale et pathologique

PAR LE

Docteur Alfred BOUCARUT

Pharmacien de 1re classe
Ex-interne des Hôpitaux de Marseille

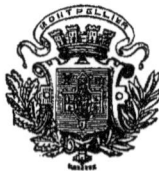

MONTPELLIER

IMPRIMERIE DE LA MANUFACTURE DE LA CHARITÉ

1899

A LA MÉMOIRE DE MA MÈRE

A MON PÈRE

A. Boucarut.

A MON FRÈRE

A MES SOEURS

AFFECTION ET RECONNAISSANCE

A. BOUCARUT.

INTRODUCTION

Nous avons choisi pour sujet de notre thèse inaugurale, l'action de la Morphine et de ses dérivés sur les fonctions respiratoires ; parce qu'il nous a semblé que l'étude de ces alcaloïdes avait été insuffisamment faite. — On croirait en effet après la longue liste de travaux qu'à inspiré la Morphine, que nous connaissions les vertus de cet alcaloïde d'une façon précise, il n'en est malheureusement pas ainsi et si on vient à comparer entr'eux ces travaux, on est frappé par les contradiction qu'ils renferment. Cela provient, et Guinard a éclairé la question d'un jour tout nouveau, de ce que la base expérimentale leur fait très souvent défaut. — Nous adoptons, il faut malheureusement l'avouer les médicaments nouveaux sans trop savoir ce qu'ils sont, et il suffit qu'un nom plus ou moins sonore plaise à nos oreilles, pour qu'un peu de réclame aidant, le produit se trouve lancé. — je n'en veux pour exemple que les alcaloïdes les plus vieux en thérapeutique, la Morphine et la Codeïne, pour le premier c'est seulement 40 ans après sa découverte qu'une première expérience pour essayer son action sur les animaux est faite et ce n'est que 20 ans après qu'on prouve ses effets convulsivants. Pour la Codeïne, il faut les expériences de Barnay qui sont faites plus de 50 ans après sa découverte et après son emploi, pour prouver qu'elle est toxique. Voilà avec quelles armes nous combattons les maladies. Aussi sommes nous tous un peu sceptiques vis-à-vis de l'action des médicaments. — Nous ne les connaissons pas ! la thérapeutique est une mine des plus riches, mais combien peu de ses filons nous sont familiers. — En faisant connaître le diacetyl, je n'ai pas la prétention d'aider les Allemands à lancer ce produit, mais il m'a semblé qu'il serait utile de faire connaître l'outillage qu'ils possèdent en décrivant les travaux que nécessite chez eux l'introduction d'un produit nouveau en thérapeutique. Nous souhaitons, c'est un souhait un peu hardi que nous émettons là, que des laboratoires expérimentaux de contrôle soient créés en France, ils auraient certainement leur utlté, nous ne verrions pas, ce qu'il se produit tous les jours, des Médecins trompés par une réclame, essayer sur leur semblables des produits très souvent toxiques qu'une étude expérimentale eût certainement fait délaisser plus tôt.

En terminant cette introduction, nous remercions tout particulièrement M. le professeur Carrieu de l'honneur qu'il nous fait en acceptant la présidence de cette thèse et de l'affabilité avec laquelle il nous a accueilli quand nous lui avons exposé notre but. Qu'il veuille bien recevoir aussi nos plus vifs remerciements pour la faveur qu'il nous a fait en nous donnant les bases de notre travail, en vérifiant lui-même les faits que nous avancions, en prescrivant la diacétyl-morphine dans son service.

Nous remercions aussi M. le professeur Moitessier des conseils qu'il a bien voulu nous donner dans les quelques recherches que nous avons entreprises pour doser le diacétyl dans les urines. Ces recherches n'ont malheureusement pas abouti.

ACTION de QUELQUES DÉRIVÉS de la MORPHINE

sur la respiration normale et pathologique

Avant d'aborder l'étude thérapeutique de la morphine et de ses deux dérivés, la codéine et la dracétylmorphine, il faut, pour la clarté de notre travail, que nous passions rapidement en revue les propriétés générales de l'opium et de ses principaux alcaloïdes. Ces derniers sont au nombre de six et se trouvent classés ainsi d'après leur importance : la morphine, la codéine, la narcéine, la papavérine, la narcoline et la thébaïne.

Ces six alcaloïdes ont des propriétés physiologiques nettement déterminées, et l'opium qui les renferme tous doit représenter en activité la somme ou plutôt la résultante des propriétés physiologiques de chacun d'eux. Cette résultante est proportionnelle non seulement à la quantité des alcaloïdes qu'il contient (car cette dernière est variable suivant l'origine de l'opium), mais encore à leurs propriétés respectives.

L'opium est un narcotique, la majeure partie de ses alcaloïdes possède, en effet, cette vertu ; un seul possède cette propriété sans en avoir d'autres, c'est la narcéine ; deux autres le sont plus ou moins, ce sont la morphine et la codéine.

L'opium est encore un tonique, un excitant. Deux de ses alcaloïdes ont des propriétés convulsivantes, c'est à la différence entre les propriétés hypnotiques des uns et les propriétés convulsivantes des autres, qu'il doit ses qualités. L'opium est enfin toxique, tous ces alcaloïdes le sont, à des degrés divers, et les voici placés par ordre : la thébaïne, la codéine, la morphine, la narcéine et, d'après Sehroder, la papavérine et la narcotine.

Il existe donc une relation directe entre les propriétés des alcaloïdes et celles de l'opium, et ce dernier semble refletter assez nettement une image des propriétés de chacun d'eux ; mais si on analyse en détail les dérivés de l'opium, on est tout étonné de voir que cette image est des plus grossières et des plus imparfaites.

En veut-on un exemple : 10 centigram. d'opium titrant 10 °/° de morphine sont bien plus toxiques que la dose correspondante de morphine, soit 0,01. Cela n'a rien d'étonnant si on envisage les autres alcaloïdes toxiques dont ces 0,10 centigram. sont aussi composés, mais ce qui le devient davantage, c'est que ces 0,10 centigram. d'opium sont bien moins hypnotiques que 0,01 de morphine.

D'où vient donc cette différence ? En premier lieu, des propriétés divergentes de ces alcaloïdes, les uns sont convulsivants, les autres soporifiques, ensuite des propriétés multiples d'un alcaloïde quelconque.

Pris isolément, chaque alcaloïde possède plusieurs propriétés, et de même que l'opium n'a comme vertu principale d'être narcotique, que parce que la majeure partie de ces alcaloïdes possède cette vertu, la propriété principale de l'alcaloïde, celle qui apparaît tout d'abord, n'est très souvent aussi qu'une différence.

Comme on le voit, on est bien loin d'avoir résolu le problème des médicaments à action simple, le jour où on a introduit les alcaloïdes en thérapeutique. Aussi, si on doit employer l'opium avec réserves, à cause de la variabilité de ses effets dépendant elle-même de sa composition variable, on ne peut le remplacer qu'après une étude très minutieuse de ses principes actifs. Nous nous estimerons très heureux, si dans le cours de ce modeste travail nous parvenons, en nous aidant des travaux les plus autorisés, à prouver que certains de ces alcaloïdes, et des plus employés, sont mal connus et prescrits trop souvent dans des cas où ils ne devraient pas l'être ; mais comme une connaissance approfondie de ces produits ne peut se faire sans que l'on soit familiarisé avec leur constitution chimique, nous allons tâcher de décrire les relations que ces corps ont entre eux.

Etude chimique

La morphine est le premier alcaloïde qui fut isolé du règne végétal. C'est une base tertiaire, dont la composition fut fixée par Laurent. Elle possède trois atômes d'O. deux seulement jusqu'à présent ont été considérés comme unis à l'H et fonctionnent, l'un comme un hydroxyle alcool, l'autre comme un hydroxyle phénol. Knorr fixait le troisième atome d'O dans le noyau fermé de la paroxazine.

La découverte toute récente d'un troisième dérivé acétylé, par Causse, la triacétylmorphine, que Hesse n'avait pu obtenir, semblerait donner une confirmation aux idées de Vis, qui considère ce troisième atome d'O comme pouvant lui aussi fournir des éthers. Il semblerait, d'après la complexité de sa formule $C^{17}H^{16}Az(OH)^3$, que la morphine n'ait pu être rattachée à aucune chaîne organique, cependant quelques relations de ce corps avec les groupes divers ont pu être démontrés. Disons tout de suite que la codéine est de la méthylmorphine, synthèse faite par Grimaux en méthylant la morphine en présence de la potasse :

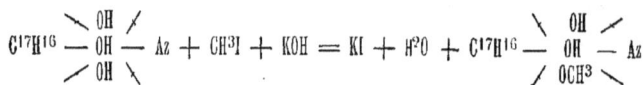

$$C^{17}H^{16} \diagdown \begin{matrix} OH \\ OH \\ OH \end{matrix} \diagup Az + CH^3I + KOH = KI + H^2O + C^{17}H^{16} \diagdown \begin{matrix} OH \\ OH \\ OCH^3 \end{matrix} \diagup Az$$

La transformation de la morphine en acide picrique prouve la présence d'un noyau benzinique <⸺>. Von Gerichéter et Schrötter ont obtenu, en distillant de la morphine avec de la poudre de zinc, du phénanthène, de la phénantroquinoléine et un peu de triméthylamine.

La codéine, base tertiaire, peut fixer de l'iodure de méthyle et donner un iodométhylate qui, traité par l'oxyde d'argent, donne une base quaternaire, l'hydrate de triméthylmorphinlum ; celui-ci distillé perd une molécule d'eau et donne de la méthocodéine (méthylmorphimétine).

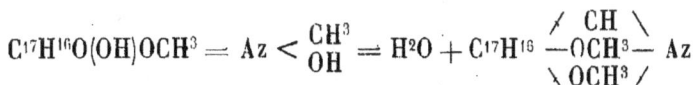

$$C^{17}H^{16}O(OH)OCH^3 = Az < {CH^3 \atop OH} = H^2O + C^{17}H^{16} \begin{array}{c} \diagup CH \diagdown \\ -OCH^3- \\ \diagdown OCH^3 \diagup \end{array} Az$$

Cette méthocodéine traitée par l'iodure de méthyle donne elle aussi après hydratation l'hydrate d'ammonium quaternaire correspondant. Mais celui-ci distillé se dédouble en triméthylamine, alcool méthylique et en un dérivé du phénantrène

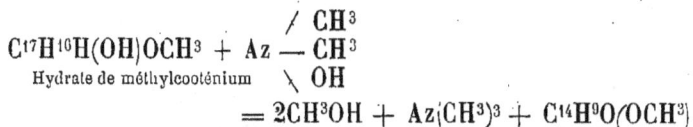

$$C^{17}H^{10}H(OH)OCH^3 + Az \begin{array}{c} \diagup CH^3 \\ - CH^3 \\ \diagdown OH \end{array}$$

Hydrate de méthylcooténium

$$= 2CH^3OH + Az(CH^3)^3 + \underline{C^{14}H^9O(OCH^3)}$$

On a pu obtenir de ce dernier corps un diacétate de phénantrène. La morphine fournissant par fusion avec la KOH de l'acide protocatéchique, on peut fixer la position des deux oxhydriles et en déduire qu'ils sont placés côte à côte dans un noyau phénantrenique

Strauff et Vigmann, en distillant la morphine avec la potasse alcoolique, obtinrent comme unique produit volatil la méthylétylamine $(CH^3)^2Az - C^2H^5$. L'Az de la morphine est donc uni aux groupements C^2H^5 et CH^3. Cette hypothèse a été vérifiée par la distillation de la codéine qui a donné de la diméthyléthylamine $(CH^3)^2Az - C^2H^5$. C'est tout ce que l'on sait sur la constitution partielle de la morphine.

Comme on le voit, si certains points de la constitution de la morphine sont nettement établis, beaucoup d'autres sont encore très obscurs, aussi ne retiendrons-nous de cette revue rapide que la position voisine des deux oxhydriles et leur fonction différente, l'un alcool, l'autre phénol.

La codéine est l'éther méthylique de la morphine. L'OH phénolique de la morphine est remplacé par le groupe méthyl. La codéine ne donne plus, en effet, la réaction des phénols par les persels de fer.

La morphine et la codéine ont le même noyau fondamental, la codéine, traitée par HCl, donne par remplacement de l'OH alcoolique, l'éther chloré ou chlorocodide ; celui-ci jouit de la propriété générale des éthers alcools et régénère son noyau lorsqu'on le chauffe avec H^2O. Mais de plus, chauffée à 150° avec HCl, cette chlorocodide se décompose en $CHCl^3$ et apomorphine. La même réaction se produit lorsqu'on traite la morphine par HCl, les deux corps morphine et codéine (formules ci-dessous) ont donc le même noyau fondamental et paraissent donc être deux dérivés du méthane (Vis). Cette réaction semble établir un lien entre les divers alcaloïdes de l'opium, la papavérine, la narcotine et la narcéine sont aussi des dérivés phényl-soqu:noléiques du méthane (Vis). Les alcaloïdes de l'opium pourraient bien n'être que les éthers méthylés et méthoxylés, à des degrés divers, d'un noyau organique encore inconnu :

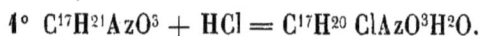

$$1° \quad C^{17}H^{21}AzO^5 + HCl = C^{17}H^{20} ClAzO^3H^2O.$$
Codéine   Chlorocodide

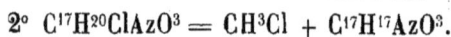

$$2° \quad C^{17}H^{20}ClAzO^3 = CH^3Cl + C^{17}H^{17}AzO^3.$$
Chlorocodide   Apomorphine

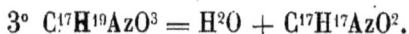

$$3° \quad C^{17}H^{19}AzO^3 = H^2O + C^{17}H^{17}AzO^2.$$
Morphine   Apomorphine

L'éther diacétylique de la morphine, Heroïne de Bayer, est une poudre blanche, sans odeur, pouvant donner des sels avec les alcalis, f. 169, à peine soluble dans l'H^2O, mais elle le devient facilement par add. des acides, peu sol. dans l'alcool à froid, mais très sol. à chaud, très sol. dans CHCl³, difffcilement sol. dans l'éther, insol. dans les huiles grasses. On peut la précipiter de ses solutions acides par les oxydes, les carbonates alcalins, l'AzH³, et la redissoudre de nouveau, mais avec une grande quantité du dissolvant.

Si on étudie les sels d'Héroïne, on remarque qu'il est très facile d'obtenir des sels acides. Les sels neutres sont hygrocospiques, et c'est pour cela qu'ils sont difficiles à cristalliser. On réussit mieux avec les sels acides, et parmi ces derniers, celui dont les propriétés sont le plus stable, est l'oxalate acide, à cristaux très durs, d'une conservation très facile.

Les sels acides se décomposent en donnant naissance à une mol. d'acide acétique. Traités par l'eau à froid, pas de décomposition, mais chauffés, il y a rupture de la molécule avec dégagement d'acide acétique, caractères différentiels d'avec les acétates de morphine qui ne peuvent pas donner de sels et ne présentent pas le phénomène de la saponification.

Procédés de préparation. — Le premier est dû à Hesse. On peut chauffer de la morphine à 100°-140° avec de l'anhydride acétique, ou bien encore dissoudre à 85° la morphine dans un excès d'anhyd. acétique, ajouter de l'eau et neutraliser par l'AzH³. On ajoute ensuite assez d'AzH³ pour précipiter l'alcaloïde et on épuise par l'éther.

Le deuxième procédé est dû à Danckwort (1896). La diacétylmorphine peut être obtenue au moyen de l'anhyd. acétique ou du chlorure d'acétyle; ce dernier réactif est celui qui donne les meilleurs résultats au point de vue du rendement et de la pureté du produit. On chauffe la morphine avec un excès de chlorure d'acétyle dans un appareil à reflux. Au bout de quatre heures, on distille l'excès de réactif, on reprend le produit par l'H²O, on précipite par CO³Na² et on fait recristalliser dans l'acétate d'éthyle. Ainsi préparée, la diacétylmorphine donne des cristaux anhydres f. 169 (*Archiv. Pharm.*, t. 28, p. 572-96).

La formule de la morphine

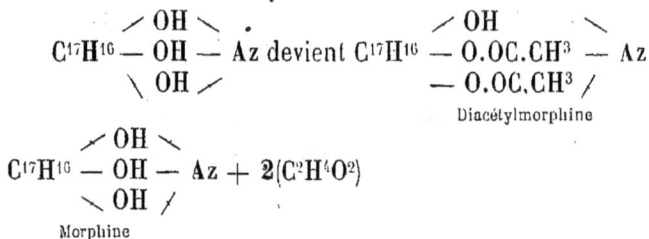

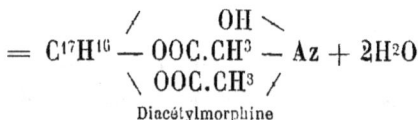

$$C^{17}H^{16} \overset{\diagup OH \diagdown}{\underset{\diagdown OH \diagup}{- OH -}} Az \text{ devient } C^{17}H^{16} \overset{\diagup OH \diagdown}{\underset{- O.OC.CH^3 \diagup}{- O.OC.CH^3}} Az$$

Diacétylmorphine

$$C^{17}H^{16} \overset{\diagup OH \diagdown}{\underset{\diagdown OH \diagup}{- OH -}} Az + 2(C^2H^4O^2)$$

Morphine

$$= C^{17}H^{16} \overset{\diagup \quad OH \diagdown}{\underset{\diagdown OOC.CH^3 \diagup}{- OOC.CH^3}} Az + 2H^2O$$

Diacétylmorphine

Réactions. — La diacétylmorphine se dissout dans SO^4H^2 concentré sans coloration. Azo^3H concentré donne une sol. jaune qui passe peu à peu ou vert clair. La solution sulfurique chauffée à 100° pendant demi-heure prend par add. d'Azo^3H une coloration rouge sang.

Avec $FeCl^6$ pas de coloration. L'acide iodique n'est pas réduit. Le R d'Erdmann dissout la diacétylmorphine avec une col. jaune faible. La sol. sulfurique d'acide vanadique avec une col. rougeâtre. Le R de Fröhde avec une col. rouge cerise qui passe au rouge sale puis au jaune. Avec un cristal de chloral ou de bromal hyd. + 1 goutte d'SO^4H^2, elle prend une coloration vert jaune vif; avec 1 goutte de paraldéhyde + 4 gouttes d'SO^4H^2, une coloration orange, et enfin une coloration rouge à froid et verte si on chauffe avec (5 gouttes furfurol + 1 goutte $FeCl^6$ + 6 gouttes SO^4H^2).

Les réactifs de sensibilité sont l'iod. de K. iodé qui donne encore un trouble apparent dans une sol. à 1/100.000. L'iodure d'Hg et de K, qui est sensible au 1/20.000, le phospho-molybdate de Na, sensible au 1/10.000. La diacétylmorphine, bouillie avec de l'eau perd un acétyl et devient monacétyl (syn-

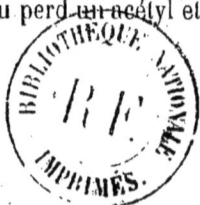

thétisée par Wrght et Beckett en partant de l'anhydr. acétique et
de la morphine). Les réactions différentielles avec la diacétyl-
sont :

	Avec diacétyl	Avec monacétyl
Avec AzO3H	Rien	Color. rouge sang, puis jaune.
— acide iodique.	N'est pas réduit	Est réduit.
Sol. sulfurique d'a-		
cide ionadique. .	Pas de réaction	Col. rouge, bleu vert.

Etude physiologique de la morphine

Il n'est pas d'alcaloïde qui n'ait donné lieu à autant de travaux que celui-là. C'est surtout à lui que l'opium doit son
action. La morphine possède des propriétés nombreuses, elle
est à la fois hypnotique et convulsivante, c'est un hypercrini-
que puissant, un antithermique notoire et enfin un modificateur de la sensibilité qu'elle abolit en très peu de temps. Elle a
aussi une influence très dépressive sur l'intelligence, qu'elle
finit même par annihiler complètement lorsqu'on abuse de ses
effets, mais nous ne prétendons pas faire ici l'étude complète
de ce corps, cette étude demanderait plusieurs volumes, tant
cet alcaloïde connu depuis longtemps cependant a été remanié
et tend à l'être davantage, au fur et à mesure que la chimie
isolant son noyau en retire des corps nouveaux de propriétés différentes. Nous n'analyserons ici que son action hypnotique et ses effets sur les organes respiratoires.

Comme hypnotique, la morphine vient après la narcéine,
cette dernière à une action plus douce et de plus elle est d'une
efficacité certaine, elle procure un sommeil calme, sans rêves,
elle est sans action sur le cerveau, à tel point que Laborde à
qui on doit la majeure partie des travaux sur la narcéine à pu
adresser des questions à des adultes endormis par cet alca-

loïde et voir ceux-ci répondre avec une grande netteté, sans que pour cela leur sommeil en fut troublé. La morphine possède une action plus brutale, elle est hypnotique à la dose de 0,008 par kg. d'animal, mais le sommeil est lourd, profond, accompagné de rêves et de cauchemars, l'intelligence est tout entière sous l'influence du médicament, cet effet est dû d'abord à ce que la morphine a une action des plus énergiques sur les centres nerveux et ensuite à ce que son action hypnotique, loin d'être l'unique vertu de l'alcaloïde, ainsi que la narcéine nous en offre l'exemple n'est peut être qu'une exagération de ses propriétés convulsivantes, pareille en cela à l'action du coup de massue qu'on assène sur la tête d'un animal et qui plonge ce dernier dans un état qui n'est qu'une étape entre le sommeil et le coma.

L'influence manifeste de la morphine sur les cellules nerveuses de l'encéphale est mise en évidence par l'expérience suivante, due à Binz, et citée dans tous les ouvrages qui ont traités de la morphinomanie, Binz place deux morceaux de substance grise rapidement enlevée à un mammifère normal ; l'un dans un flacon rempli d'une solution de chlorure de Na, l'autre dans une solution de sulfate de morphine à 2 o/o. La première préparation examinée au microscope, ne présente aucune altération, les cellules de la seconde aussi bien que la substance interposée sont troubles et granuleuses. La morphine agit-elle ainsi sur les cellules nerveuses de l'animal vivant, en d'autres termes, la réaction de la morphine agissant *in vitro* sur la substance cérébrale se produit-elle aussi lorsque cet alcaloïde est amenée par le sang sur ces dernières ? l'histologie ne nous apprend rien sur ce point et les expériences que l'on pourrait tenter seraient peut-être difficiles à réaliser, mais l'analyse des expériences faites sur une très nombreuse série d'animaux, par Guinard, nous permet d'affirmer que la morphine se localise d'abord sur la substance cérébrale.

Guinard a prouvé par ses expériences que tous les animaux ne se comportaient pas de la même façon vis-à-vis de la morphine, on avait cru avant les faits qu'il a exposés dans sa thèse de doctorat, en 1898, que tous les animaux étaient endormis par ce médicament, la morphine endort les uns, et excite les autres, de là deux grands groupes : 1° Les animaux que la morphine endort, qui sont par ordre de sensibilité. Le chien, le lapin, le cobaye, le rat blanc, la souris, le moineau, le pigeon ; 2° les animaux que la morphine n'endort pas, qu'elle excite, qui sont : le cheval, le bœuf, le chat, le mouton, le porc et la chèvre.

La morphine agit constamment sur le cerveau des premiers, elle ne paraît pas agir sur les fonctions cérébrales des seconds et se localise surtout sur leur axe médullaire augmentant chez eux l'exagération des réflexes.

Les effets produits chez les animaux narcotisables sont d'abord une phase d'excitation d'une durée généralement courte, dont la longueur varie suivant la dose injectée et la sensibilité de l'animal, cette période est suivie de la narcose (il ne faut pas donner le nom de sommeil à cette stupeur particulière qui est l'effet de la morphine), puis après un temps plus ou moins long le réveil arrive, toujours pénible et douloureux. Si on prend un animal très sensible à la morphine, la période d'excitation est si courte qu'avec des doses fortes elle n'existe plus. On ne peut la constater chez eux qu'au moyen des tracés du pouls et de la respiration. Mais si on prend un animal bien moins sensible, le pigeon par exemple, ces phénomènes se succèdent avec une grande lenteur et l'analyse en devient plus facile. La morphine produit toujours un ralentissement du cœur et des mouvements respiratoires, mais au début ces deux facteurs sont toujours excités, les battements du cœur et les mouvements respiratoires sont plus courts et plus nombreux, or Guinard a démontré que les mouvements respiratoires étaient régis par une incitation cérébrale, si on examine l'effet produit chez les pigeons morphinisés normaux, ces phénomènes d'excitation se reproduisent toujours avec une égale netteté, vient-on à morphiniser à dose égale un pigeon acérébré du même poids, l'excitation cardiaque et respiratoire du début manque toujours, le ralentissement se fait d'emblée. On dirait, dit Guinard « que la présence du cerveau est plutôt une entrave au ralentissement que produit la morphine chez l'animal acérébré.» Mais n'est-ce pas aussi une preuve de la localisation rapide de cet alcaloïde dans la substance cérébrale.

La morphine est convulsivante. Ce fait a été prouvé surabondamment par les expériences de Laborde et Barnay, mais il n'y a qu'Amblard et Grasset qui aient tiré des conclusions de leurs travaux. Si on considère que l'animal mis en expérience est le chien qui est comme nous l'avons dit l'animal le plus sensible, (d'après Guinard) à l'action narcotique du médicament, chez qui par conséquent les effets convulsivants sont masqués par l'action hypnotique, on pourra déjà prévoir que l'action convulsivante de la morphine est plus forte que ce qu'on le croit vulgairement. Voici d'ailleurs les conclusions de ce travail (1882).

« 1° La morphine a une action convulsivante manifeste chez le chien, *même à forte dose* de 0,01 à 0,10 ctg.; 2° Elle n'est donc pas diamétralement opposée à la thébaïne; 3° Les effets excito-moteurs constatés par l'action de l'opium ne doivent pas être exclusivement attribués aux alcaloïdes dits convulsivants, mais aussi dans une certaine proportion aux alcaloïdes dits soporifiques.» Ces faits ont d'ailleurs été remarqués sur l'homme, chez les aliénés, qui comme on le sait supportent des doses énormes d'opium et de morphine (à tel point que chez des hommes nous avons vu des doses journalières de morphine de 0,02 et 0,03 être administrées pendant des semaines, sans produire autre chose qu'un peu d'abattement et pas d'accoutumance puisque la suppression brusque de ces potions n'avait aucun retentissement fâcheux sur la santé du malade), on peut constater les effets convulsivants. Nous avons souvent vu chez le docteur Boubila, à Marseille, des phénomènes d'excitation produits par des injections de morphine de 0,005 ; l'aliéné est comparable aux animaux peu sensibles dont nous parlions tout à l'heure, chez qui les phénomènes successifs de l'action du médicament ne se produisent que très lentement, à 0,01 centigram., la morphine n'a pas toujours produit le sommeil chez eux, comme elle le fait chez les malades qui n'ont aucune lésion des centres nerveux. Il semblerait qu'il se produise là quelque chose d'analogue aux résultats fournis par l'opium dans les expériences de Laborde (1873). Après avoir expérimenté les diverses préparations de l'opium, poudre, teinture, extrait, laudanum, à doses progressives, chez le chien qui nous le savons, est un des moins sensibles aux actions convulsivantes, Laborde a toujours vu se produire des phénomènes d'excitation accompagnant l'effet hypnotique à des doses très faibles. Mais en donnant des quantités des diverses préparations opiacées sensiblement égales à celles qu'on emploie journellement dans la thérapeutique, des accidents de nature convulsive se sont toujours produits. « Il en résulte qu'au lieu de » provoquer le sommeil ou l'hypnotisme, on voit se produire » des effets complexes qui sous le nom de narcotisme consti- » tituent un réel état d'intoxication, à des degrés divers et » non prévus d'intensité et de gravité, cet état est connu et » peu redouté des médecins, à tort peut-être, mais ce que l'on » connaît moins et qui est une chose non moins réelle et plus » fréquente qu'on ne saurait l'imaginer, c'est la manifestation, » comme résultante de ces effets, de l'action convulsivante dont » nous parlons plus haut dans toute son intensité et sa léthalité. »

Nous avons lu et étudié le plus minutieusement que nous avons pu le faire, les expériences qui ont été faites sur les animaux avec la morphine. Cl. Bernard avait déjà remarqué les effets convulsivants dont nous parlions plus haut, quand il disait : « La morphine endort la douleur et exalte l'irritabilité » sensitive. N'y aurait-il pas là deux effets distincts, dérivant » de deux causes différentes et faudrait-il admettre qu'il y a » dans la morphine deux substances capables de produire, » l'une l'action soporifique, l'autre l'action excitative (1864).» Avec lui, car on n'a pas encore déterminé dans les études très nombreuses qui ont été faites sur ce sujet, à quelle dose exacte la morphine était soporifique ou excitante, nous concluons que l'étude soporifique de la morphine est tout entière à faire, car dans les très nombreuses expériences que nous avons lues, il n'y en a pas une ou la dose médicamenteuse donnée au début n'ait été massive, il se pourrait donc que la morphine ne produisit chez l'homme l'état soporifique que par une exagération de ses propriétés convulsivantes et l'effet produit, la narcose morphinique pourrait bien n'être qu'un début d'intoxication.

La conclusion qui s'impose déjà de cette étude est qu'on ne doit pas donner de morphine chez les nerveux, chez ceux surtout dont la sensibilité réflexe est déjà très augmentée, on s'expose en voulant calmer ces malades à donner un coup de fouet à leur affection. Il ne manque pas d'ailleurs dans la thérapeutique, d'hypnotiques sûrs, et parmi ceux-ci la narcéine, le chloral, les bromures, le trional dont l'action est sans danger et avec lesquels le médecin n'a pas à craindre l'accoutumance et le spectre qui doit toujours être présent à ses yeux du morphinisme.

Son action sur la respiration. — Nous l'avons déjà dit plus haut, la morphine ralentit le nombre des mouvements respiratoires, le fait est connu depuis bien longtemps. Cl. Bernard l'avait remarqué en 1864, mais des expériences pour mettre cette action en évidence, ne furent entreprises qu'en 1873, et c'est dans la thèse de Barnay, élève de Laborde, que nous trouvons le premier tracé des mouvements respiratoires d'un animal morphinisé. Vibert, en 1876, met cette propriété en application dans la chirurgie. Il injecte chaque fois qu'il fait une thoracentèse 0,01 ou 0,02 centigram. de morphine et se félicite des résultats obtenus. Le malade respire moins souvent, ce qui rend l'opération plus facile et de plus il ne souffre pas.

De 1876 à 1882 rien de spécial n'a été fait pour étudier plus complètement l'action pulmonaire de la morphine. On dirait qu'on ne lui reconnaît plus que deux propriétés, d'être hypnotique et analgésique, aussi en donne-t-on un peu à tort et à travers, nous voyons comme conséquence de cette profusion d'études, le morphinisme apparaître et les travaux attirer l'attention sur lui. Ce n'est qu'en 1882 que nous trouvons une expérience précise de Gréhant sur le résultat que le ralentissement de la fréquence respiratoire produit sur la ventilation pulmonaire. Gréhant dont nous donnerons plus bas en détail l'expérience, conclut à la diminution de la ventilation pulmonaire par la morphine, ce fait avait déjà été signalé par Lixweinstein qui avait remarqué que le volume d'air introduit dans le poumon à chaque aspiration était inférieur de 5 cc. au volume normal.

Filehne avait noté surtout ce fait important que les pauses respiratoires dans le sommeil morphinique étaient plus longues qu'à l'état normal, et de plus qu'à des pauses périodiques plus longues correspondaient une série de respirations saccadées représentant le type respiratoire connu sous le nom de type de Cheynes-Stokes. Pachon confirme l'observation de Filehne et de plus il fait remarquer que ces effets peuvent être obtenus, mais non toujours avec de faibles doses d'alcaloïde.

Guinard confirme ces expériences et de plus détermine la dose pour obtenir d'une façon constante ces effets chez les animaux (à la dose de 0,01 à 0,02 centigram. par kil.). il signale la lenteur de la fréquence respiratoire, l'exagération de la pause et enfin la lenteur de la phase d'inspiration, de plus il fait des expériences très précises sur la ventilation pulmonaire et sur l'hématose des animaux morphinisés.

Tous ces travaux nous rendent notre tâche facile, et nous permettent de donner des faits précis à l'appui de notre étude.

La morphine ralentit la fréquence respiratoire dans les proportions suivantes (relevé de Guinard sur quatre chiens morphinisés aux doses ci-dessus).

1	18	12 soit une diminution des 2/3.
2 Avant injection	19 après 16	(nous notons que les doses
3 —	80	10 employées par Guinard sont
4	29	35 des doses hypnotiques.)

Un ralentissement pareil ne pouvait être sans action sur la ventilation pulmonaire. « Si l'on admet, dit Gréhant, que la » quantité de CO^2 qui se forme dans l'organisme en un cer- » tain temps est égale à celle qui est extraite par les poumons » dans le même temps, l'activité de la production de CO_2 dans » les tissus, pendant le sommeil provoqué par la dose de » morphine employée, serait donc presque trois fois moindre » que chez l'animal à l'état de veille, notre conclusion ne peut » être exacte qu'à une condition, c'est que CO^2 ne s'accumule » pas dans le sang ou dans les tissus pendant le sommeil » morphinique. Chez un chien du poids de 15 kil. 600, » 50 cent. d'air ont enlevés du poumon en 7'35, 2 gr. 64 de » CO^2. Après une injection de chlorhydrate de morphine à la dose de 0.02 ctg par kil.; on a pu, l'animal étant bien endormi, retirer 50 litres d'air représentant seulement 2 gr. 245 de CO_2. Mais l'opération beaucoup plus longue cette fois, dure 18'15. «La

» quantité de CO_2 est donc diminuée, puisqu'il auraitfallu reti-
» rer pour le même le nrs 6.386, c'est-à-dire presque le triple
» de la quantité trouvée. » La morphine diminue donc la ventilation pulmonaire de 1r3 et cette quantité, n'est pas proportionnelle, à la diminution de la fréquence respiratoire dans le
même temps, ou avec plus de netteté, la quantité d'air respirée
par un animal normal, dont le nombre de respirations à la
minute serait égal à celui de ce même animal soumis à l'influence de la morphine est, chez l'animal normal, supérieur
au volume d'air respiré, pendant le même temps, par l'animal
morphinisé. Tous ces faits découlent aussi de l'examen du
tableau suivant que nous empruntons à Guinard.

Quantité de gaz contenu dans 1000 c. c. d'air (chez les
chiens).

	Avant morphinisation		Pendant le sommeil morph.	
	Teneur en O 2	Teneur en CO 2	Teneur en O 2	Teneur en CO 2
Nº 1	12.54	4.08	17.18	3.68
Nº 2	16.92	3.84	18.52	2.51
Nº 3	17.37	3.16	18.97	2.53
Nº 4	14.58	5.01	16.24	4.17

On voit par l'examen de ces chiffres que la quantité de
CO_2 produite pendant le sommeil morphinique, quantité qui
comme on le sait est «fonction» de l'activité pulmonaire est plus
faible qu'à l'état normal, mais en revanche l'O augmente, il
faut en conclure que l'animal emprunte moins d'oxygène et
exhale moins de CO_2. Mais si on examine les chiffres qui représentent les différences entre le CO_2 absorbé avant et pendant le sommeil, et ceux qui représentent la différence entre
la consommation d'O à l'état normal et pendant le sommeil
on voit qu'ils ne sont pas proportionnels, les chiffres d'O sont
bien plus faibles que les chiffres de CO_2 correspondants, il
faut donc en conclure que l'animal ventile ses poumons plus

faiblement ou qu'il respire moins bien quand il est endormi que lorsqu'il veille.

Ces résultats sont confirmés par les analyses des gaz du sang des animaux morphinisés, dans ces analyses, Guinard a trouvé « qu'il y a toujours augmentation du Co^2 et le plus » souvent, mais non toujours, diminution de l'O contenu dans » le sang. »

La conclusion à tirer de tous ces faits est que la morphine gêne l'hématose, et que la diminution des mouvements respiratoires n'est pas compensée par l'augmentation de Co^2 produit, car la proportion d'O contenu dans l'air et dans le sang des animaux morphinisés est bien au-dessous de ce qu'elle devrait être si l'animal normal avait respiré le même nombre de fois pendant le même temps.

Codéine. — *Etude physiologique.* — On ne trouve rien ou à peu près rien sur la physiologie de la codéine. Ce médicament fut admis comme tant d'autres, sur quelques rapports plus ou moins autorisés et considérée tout d'abord, comme une véritable panacée « inoffensive et efficace ». Magendie la considère comme hypnotique, supérieur à la morphine comme trois est à un, c'était pour lui le sédatif par excellence ! Barbier l'introduisit en thérapeutique en 1854 à la suite d'un mémoire, présenté à l'Académie de Médecine d'Amiens, il la trouvait lui aussi sédative ! ne troublant pas les fonctions digestives. Mais son emploi fit heureusement naître une foule de contraditions et on alla jusqu'à lui dénier tout action thérapeutique. Robiquet, en 1856, fut obligé d'étudier de nouveau l'alcaloïde découvert par son père et voici quelles sont ses conclusions qui offrent au moins quelques parcelles de vérité. «De 0,15 à 0,20 par jour, à forte dose, la codéine produit une sorte d'ivresse, avec de la stupeur et une pesanteur cérébrale des plus accentuées ; elle produit aussi des vomissements une

fois sur cinq, à faible dose de 0,01 à 0,03 par jour, la sensation de stupeur disparaît, les malades, *surtout les nerveux*, éprouvent une sensation de calme et de bien être ! « La codéine loin d'être inactive est au contraire très active. « J'ai vu un
» enfant de huit ans courir de sérieux dangers pour avoir pris
» 10 gr. de sirop renfermant 0,10 de codéine. La codéine à
» haute dose n'est nullement préférable à la morphine, elle
» semble produire un effet de stupeur qui, souvent répété,
» pourrait avoir les conséquences les plus graves ». Robiquet encourage l'emploi de la codéine à la dose de 0,02 à 0,03 *surtout chez les nerveux et les aliénés.*

En 1864, C. Bernard reprenait ces recherches et déterminait d'une façon plus exacte les effets de cet alealoïde, il signalait sa très grande toxicité, la deuxième dans l'ordre toxique, et ses propriétés convulsivantes. En 1873, Laborde insiste sur ses propriétés consulsivantes, demontre sa toxicité à doses hypnotiques et conclut au rejet de la codéine, en raison de l'infidélité de ses effets et de son insidiosité toxique. En 1874, Barnay, dans une thèse déjà citée, montre par des expériences sur les animaux que la codéine est bien plus dangereuse que la morphine et surtout bien plus convulsivante, il conclut à son rejet pur et simple de la thérapeutique « substance inutile et dangereuse ».

En 1875, deux empoisonnements observés coup sur coup, en Italie, sur des enfants, par Ambrosali et Benazzi venaient prouver l'exactitude de ces recherches.

En 1893, Pollak la rejette purement et simplement « substance toxique et indifférente », il signale toutefois son action manifeste sur les maladies des voies respiratoires. En 1893, Guinard conclut au remplacement de la codéine par l'apocodéine moins convulsivante et moins toxique, qui augmente aussi l'étendue des mouvements respiratoires. Heinz étudie le volume respiratoire des animaux codéinisés et confirme l'action manifeste de cet alcaloïde sur les organes respiratoires, action signalée par Robiquet, Pollak et Guinard mais non étudiée par eux.

Voici la conclusion que nous tirons de l'étude de ces travaux. La Codéine est une substance nettement convulsivante chez les animaux même à partir de 0.02, elle n'est hypnotique qu'à la dose de 0.15 ctg. mais à cette dose là elle est bien près d'être toxique. Son action sur les organes respiratoires ne commence à se faire sentir qu'à 0.03 ctg., elle ne parait pas déterminer de sueur comme la Morphine, mais produit comme elle un abaissement de température considérable; elle ralentit le pouls et la circulation, le narcose codéinique n'est qu'une exagération de la narcose morphinique, cette narcose est plus légère, plus énervée, entrecoupée de convulsions tétaniformes et se termine souvent par la mort, l'animal ne rêve plus, il dort éveillé, mais à l'inverse de la narcéine cet état là est la conséquence de l'hyperexcitation nerveuse permanente, produite par cet alcaloïde, hyperexcitation qui se traduit par des mouvements cloniques, par des crampes, par des réveils effarés, par des spasmes des muscles de la vie organique (émission de fèces d'urines, éjaculation) éréthisme nerveux qui par sa persistance abat l'animal et le narcotise, faits prouvés par la narcose qui se produit d'emblée et fréquemmemt suivie de mort lorsqu'on administre des doses massives.

Chez l'homme les doses journalières de 0,06 ctg. sont quelquefois toxiques. Elle est d'une toxicité remarquable pour l'enfant. Aussi ne doit-on jamais leur en donner ni aux nerveux.

Etude physiologique et thérapeutique de la diacétylmorphine (Héroïne). Nous trouvons sur ce produit inconnu encore en thérapeutique une étude de Dreser et un mémoire de Floret. Nous ferons à l'étude de Dreser de larges emprunts dans les lignes qui vont suivre.

La diacétyl a des propriétés remarquables sur les fonctions de la respiration, propriétés qui semblent résulter du remplacement dans les deux OH. de la morphine, de l'H. par des radicaux acétylés. Cette action n'appartient qu'à elle car le le remplacement de l'H. d'un OH. codéinique ne fait qu'accroître les propriétés convulsivantes de la Codéine et affaiblir sa vertu respiratoire.

L'action intensive des deux groupements acétylés est donc ici manifeste, qu'il nous soit donc permis de dire en passant que nous fondons les plus grandes espérances sur le dérivé triacétyle récemment isolé par Causse.

La Diacétylmorphine possède une activité respiratoire autrement forte que la Codéine, elle agit toujours, et alors que les effets de la Morphine à faible dose sont des plus inconstants, et ne deviennent réellement certains qu'à dose hypnotique la diacétylmorphine est active chez l'homme même à la dose de 0,001. Nous allons étudier en détail A sa toxicité. B son action sur la fonction respiratoire. C ses indications.

A. *Sa toxicité.* — L'équivalent toxique de la Morphine établi par Guinard pour le lapin est de 0,588 par kg. celui de la Codéine établi pour le même animal par Schrotter est de 0,01 par kg. celui de la diacétylmorphine établi par Dreser est de 0,06 à 0,08 par kg. de lapin. Voici donc des chiffres qui nous permettent déjà de prévoir l'intensité d'effet de ces 3 dérivés Dreser fit à ce sujet une très curieuse expérience. Il fit trois solutions de 100 cc. d'eau chacune, dans la 1re il ajouta 0.10 de chl. de Morphine, dans la 2e 0,10 de diacétylmorphine, dans la 3e 0,112 de Codéine (Phosp.), il prit ensuite 3 poissons de même taille qu'il mit chacun dans un bocal vide et versa sur chacun d'eux une des solutions ci-dessus. Il surveilla ensuite ses trois poissons. Le poisson qui était dans la Codéine se mit à nager rapidement et eut presque aussitôt des convulsions qui le tuèrent une heure après. Celui qui était dans la Morphine s'endormit 30' après, à tel point qu'on pouvait le sortir du bocal par la queue sans qu'il fit aucun mouvement, le 3e qui était dans la diacétylmorphine s'endormit 60' après et ces deux derniers poissons transportés deux heures après dans un courant d'eau fraîche revinrent complètement à eux. La Codéine confirme ici une fois de plus ses propriétés convulsivantes, 60 fois plus active que la diacétylmorphine 30 fois plus que la Morphine. Quant à la toxicité de la diacétyl nous pouvons conclure qu'elle est à celle de la Morphine, comme 5 est à 8 et à celle de la Codéine comme 1 est à 8 (la dose toxique de Codéine étant 1 celle de la Morphine sera 5 fois cette dose et celle de la diacétyl 8 fois cette dose.)

B. *Son action sur les organes de la respiration.* — Nous rappelons l'effet de la Morphine : elle gêne l'hématose, diminue la fréquence respiratoire et rend la ventilation pulmonaire trois fois moins forte qu'en temps normal.

Dreser a étudié d'une façon complète l'action de la Codéine et de la diacétylmorphine sur ces mêmes organes, et voici le résultat de ces expériences, A la dose de 0,001 en injection sous-cutanée chez deux lapins, elle a diminué la fréquence respiratoire dans les proportions suivantes :

Respirations normales avant l'injection (1).

	1er lapin (800gr.) (110 — 106)	2e lapin (2.770) (140 — 132)
7'après	74	62
15'	52	44
18'	50	36

Soit environ la moitié de la valeur normale. — D'autre part le chiffre de la ventilation pulmonaire a varié dans les proportions suivantes :

_____

(1) L'unité de temps est toujours la minute, aussi bien pour ce tableau que pour les suivants.

1er lapin, 2.770 gr. R 146-130. Volume d'air à la'. 660 ccm.
1 Respiration moyenne = 4 cc. 93.

R Après injection de 0,001.

Après 15'	44	440 cmc.		10 c.
18'	44	400 cc.		9.1

2e lapin, 1.000 gr.

R. N.	60	530	»	8.8

Après injection de 0.002.

2'	56	420	»	8.08
7'	34	240	»	7,00
15'	32	236	»	7,4

Nouvelle injection de 0.002

2'	36	244	»	6,77
7'	32	220	»	6,87

Nouvelle injection de 0,004.

2'	30	214	· »	7,13
7'	27	196	»	7,14

De l'examen du tableau précédent, il résulte que, à la dose
de 0,001 la fréquence respiratoire qui était de 146-130 chez le
lapin normal est tombée à 44,-18' après une injection de *0,001*
elle est donc devenue trois fois moindre, le volume d'air à la
minute qui était de 660 cc. n'est tombé qu'à *400* cc., il est
donc devenu les 2/3 de ce qu'il était : la conséquence naturelle
de cela est que le volume d'air d'une respiration qui était de
4.93 est monté à 9,1 soit le double de ce qu'il était : il est donc
mathématiquement prouvé que la diacétyl augmente le volume
de chaque inspiration.

Le 2e lapin nous montre que la dose double de médicament
produit une exagération de l'effet précédent ; elle a affaibli le
poumon puisque, la fréquence respiratoire qui devrait diminuer dans des proportions plus grandes, diminue à peine de
moitié ; en outre le volume d'air est influencé défavorablement
puisqu'il tombe progressivement de moitié 15' après, alors

que 15' après le 1er lapin avait à peine subi une diminution de 1/3. L'effet produit n'est donc pas proportionnel à la dose en temps qu'effet utile.

Voulant connaître aussi l'influence de la Codéine, Dreser détermina d'abord qu'elle était la dose de Codéine qu'il fallait donner pour obtenir la même diminution de la fréquence respiratoire : 0,03 cent. de Phosp. de Codéine correspondirent à 0,005 de diacétyl.

Il fit alors les deux expériences comparatives suivantes. — Il prit un lapin qu'il attacha à une grille en bois placée dans une caisse en fer blanc qui fut ensuite arrosée avec de l'eau à la température de la chambre. On recouvrit ensuite le lapin avec une cloche en verre munie d'un thermomètre et d'un tube de sortie. L'air entrait par dessous la Caisse et se brisait d'abord sur la paroi inférieure de telle façon qu'une bougie placée devant le tube de sortie restait immobile. Ce tube fut ensuite mis en communication avec 4 flacons absorbants contenant de la Potasse caustique et munis de soupapes mobiles ; entre ces derniers et la Caisse fut intercalée une pompe à double effet destinée à remplacer le balancier de l'expérience de Regnault-Reiset dont celle-ci n'est qu'une modification. Le tout fut réuni par des raccords en caoutchouc. La cloche devait être réunie à un gazomètre à O par un tube en T muni d'une soupape à eau. L'appareil étant ainsi disposé on commença par accoupler les flacons absorbants, on aspira ensuite l'air de la cloche et on foula cet air dans les flacons à KOH. Cela fait on ouvrit rapidement le robinet du gazomètre et l'animal respira par l'intermédiaire de la soupape à eau l'O qui lui était nécessaire. La pompe servit alors à actionner le liquide des flacons et à créer un double courant alternatif favorable à l'absorption de CO^2. Un dispositif spécial permettait à chaque instant de connaître l'O qui était aspiré par l'animal sans toucher à l'appareil. Deux lapins furent successivement mis en expérience.

Le 1er (300 gr.) à l'état normal, consomma pendant 35' 690 cc. d'O soit 19 cc.70 à la minute.

Après une injection de 0,02 de Phosph. de Codéine l'animal a consommé après 55' 945 cc. d'O soit 17 c. 18 par' ou les 87.66 0/0 de ce qu'il consomme normalement. Mais le lapin commence à avoir des convulsions, il est très excité et sous cette influence la 2e partie de l'expérience fournit 1360 cc. d'O en 65' soit 20 cc. 92 par' ou les 106.16 0/0 de la Q. normale.

Voyons ce qui se produit sous l'influence de la diacétylmorphine (inj. correspondante à 0,02 ctg. de Cod. = 0,03 de diacétyl).

Lapin (1760). — A respiré à l'état normal pendant 45'100 cc. d'O soit 22 c. 72 par'.

Après injection de 0,003 de diacétyl il consomme pendant 55', 1000 cc. d'O, soit 18.884 par', ou les 80 0/0 de la Q. d'O en temps normal.

Pendant la 2e partie de l'exp. l'animal est calme, tranquille, éveillé, il respire pendant 45', 680 cc. d'O, soit 15 c. 11 par' ou les 66 0/0 de la Q. normale.

L'effet utile produit par la Codéine n'est donc obtenu qu'au prix d'une excitation des plus dangereuses, la dose correspondante de diacétyl qui, comme nous l'avons vu plus haut, est déjà trop forte pour obtenir tous les résultats voulus, donne cependant un chiffre presque égal.

Cette expérience répétée plusieurs fois avec la dose utile de 0,001 de diacétyl démontra que non seulement cette dose est suffisante pour obtenir la diminution de la fréquence respiratoire, mais encore que le vol. d'air fourni par chaque respiration était constamment doublé 14 minutes après. Mais on peut se poser les questions suivantes : Le ralentissement de la fréquence respiratoire et l'allongement conpensateur de l'unité respiratoire n'ont-ils pas pour effet de diminuer la force de l'organe, et d'émousser la sensibilité de dilatation mécanique du poumon vis à vis de l'air? Pour résoudre la première question, Dreser mesura le travail mécanique fourni par les muscles respirateurs avant et après l'injection de diacétyl.

Le lapin trachéotomisé aspirait par une série de tubes de verres de calibre différent contenant de l'eau (dispositif spécial pour la description duquel nous renvoyons à l'ouvrage de l'auteur) et munis à leur partie inférieure d'un ajutage qui pouvait s'adopter à une canule de Müller préalablement introduite dans la trachée de l'animal. Pour évaluer le travail mécanique il suffisait de mesurer la demi hauteur de la colonne d'eau aspirée par l'animal et de multiplier cette demi hauteur par le volume ou, ce qui est la même chose pour l'eau, par le poids de cette colonne.

Avant l'injection on mesura ainsi une série d'inspirations et le travail maximum obtenu fut de 40 gr. cent. On mesure de même après injection de 0,004, une autre série d'inspiration et le travail maximum obtenu fut, cette fois-ci, pour une inspiration de 136 gr. cent. La diacétyl accroît donc la force des muscles inspirateurs dans la proportion de 2 à 7. L'influence de la diacétyl sur la sensibilité de dilatation mécanique du poumon fut appréciée de la façon suivante: Cette sensibilité est fonction de la fréquence respiratoire, il suffisait donc de déterminer à quelle pression connue le poumon commençait à ralentir le nombre de ses inspirations et de comparer la pression, qu'il fallait opposer au poumon de l'animal injecté, pour obtenir le même ralentissement, pour apprécier l'influence de la diacétyl sur cette sensibilité.

Dreser introduisit une canule en T dans la trachée d'un lapin et raccorda la première branche avec un gazomètre à cloche dans lequel on pouvait continuellement souffler de l'air par une poire en caoutchouc. L'air expiré, était conduit par un tube de verre qui plongeait dans l'eau, on pouvait augmenter ou descendre le niveau de celle-ci, de façon à augmenter ou à diminuer la hauteur de la colonne, que contenait le tube. Ce tube était fixé à la deuxième branche de la canule. Une soupape à double jeu située dans la canule isolait alternativement le gazomètre et le tube d'expiration. On mesura d'abord la hauteur d'eau qu'il fallait donner au tube, pour produire un ralentissement respiratoire de 10 0/0, à l'état normal. Cette colonne ou résistance-hauteur : 2,5.

Après injection de 0,001 de diacétyl, il fallut porter, pour obtenir le même ralentissement respiratoire de 10 0/0 cette hauteur résistance à 5. Cette hauteur résistance de 5, chez le lapin normal correspondait à un abaissement respiratoire de 20 0/0. La sensibilité de dilatation mécanique exprimée par sa fonction, la fréquence respiratoire est donc diminuée sous l'influence de la diacétyl, mais cette diminution est très faible puisqu'elle est seulement de 10 0/0 pour une hauteur résistance que les poumons n'ont jamais à vaincre en temps normal.

Comme complément de ces deux expériences. Dreser analysa le Co^2 expiré par l'animal, avant et après l'injection.

Le cobaye (630 gr.) fournit pendant 35 minutes 450 mmgr. 4 de Co^2 avant l'inject.

Pendant 35 minutes 354 mmg. après inject, soit les 78.599 de la valeur normale.

Il était à craindre, qu'en raison de son action sur la fréquence respiratoire, et de la diminution relative de Co^2 expiré, la diacétyl détermina une diminution très grande de l'oxydation pulmonaire. Dreser dosa donc la Q^e d'Q contenu dans le sang par une méthode nouvelle que nous donnons tout au long.

Une seringue de $10^{cc}29$ fut d'abord remplie avec une solution concentrée d'un monoxalate, puis vidée incomplètement, on

ne laissa qu'une petite quantité de solution dans la partie inférieure de l'instrument, ce qui forma un index qui devait s'op
poser à la sortie du sang. Le volume occupé par cette solution
était de $0^{cc}36$ il restait donc en tout $9^{cc}9^c$ pour le sang et les gaz.
Une canule métallique fut alors liée dans le carotide et promp-
tement remplie de sang artériel. La seringue fut alors adaptée
et 3^{cc} de sang aspirés aussitôt, on aspira ensuite 1^{cc} d'air et on
agita le tout violemment dans une caisse à eau dont la température était celle de la chambre. On adapta un robinet sur la
pointe de la seringue, on fit alors affleurer l'instrument à la
surface de l'eau et on aspira de l'air jusqu'au bout. Le robinet
fermé, on adapta un tube capillaire rempli d'eau en forme d'N
qui fit communiquer la seringue toujours maintenue sous l'eau
avec une cuve à Hg où les gaz furent recueillis. Pour ce. on
ouvrit le robinet, on poussa le piston de la seringue jusqu'à
ce que les bulles de gaz apparussent teintées de sang. La
seringue séchée et pesée donnaient alors, en tenant compte du
poids de l'index, le poids du sang introduit.

Deux prises de sang de 2,960 faites par ce procédé, donnè-
rent pour un lapin de 3 k. 500 :

Avant inject O, 1.66 0/0 Co^2 1 0/0

Après inject O, 1,71 0/0 Co^2 1.2 0/0

Soit une différence en Co^2 de 0,2 0/0 qui est négligeable, on
peut donc conclure que la diacétyl ne détermine pas l'accumulation de Co^2 dans le sang et par suite que l'abaissement de la
fréquence respiratoire qui aurait pu avoir pour cause cette
diminution, doit être expliqué autrement.

C. *Ses indications.* — Des effets produits par la diacétyl
morphine sur les animaux on pouvait conclure que l'homme
donnerait aussi des résultats identiques. Nous avons dans ce
but expérimenté ce produit sur nous-mêmes ; à doses successivement croissantes : à 0,005, le diacétyl détermine, 5 minutes
après, une chute constante de la respiration qui de 23 descend

à 16. Cet effet persiste pendant 4 heures, on éprouve alors une sensation de bien-être réelle, sans autres symptômes qu'une exagération de la soif. A 0,02 cg., la fréquence respiratoire est encore de 16 et se maintient pendant 6 heures. A 0,04 cg., effet immédiat, resp. 15, lourdeur de tête, paresse intellectuelle, soif ardente et quelques démangeaisons. Nous avions arrêté là notre progression quand nous apprîmes ces jours-ci que le docteur Mangès, de New-York avait donné ce médicament à la dose de 1/6 à 1/12 de grm. soit 0,16 et 0,08 cg. sans qu'il eût remarqué d'autres symptômes qu'un peu d'énervement. Nous nous crûmes un peu timorés et prîmes 0,08 puis 0,12 et enfin à 0,17 de cette substance. A 0,08, les effets sont comparables à ceux qu'on obtient avec 00,4, mais la soif est plus vive, les démangeaisons sont insupportables, la respiration varie entre 15 et 16. A 0,12, les maux de tête augmentent sans bénéfice pour la fréquence respiratoire. Je pris enfin 0,17 dans les 24 heures (nous donnons cette observation en détail, car elle a son importance) 0,17 en deux cachets. Le premier cachet est pris à midi moins vingt, la fréquence respiratoire normale est 23, le pouls 74.

11 h. 50. — L'inspiration est très longue et commence à baisser fortement.

Resp. 15. Pouls 90.

12 h. — Resp. 13. Pouls 91. Lourdeur de tête très prononcée, soif ardente, bourdonnements dans les oreilles. Je n'ai pas faim.

12 h. 10. — Resp. 14. Pouls 91. La mémoire et l'esprit deviennent paresseux j'ai beaucoup de peine à me rappeler le nombre de pulsations que je viens de compter.

12 h. 15. — Resp. 14. Je constate un dédoublement inspiratoire, l'inspiration est forte, elle se fait en deux temps, un premier temps court, un deuxième très long, j'ai beaucoup de peine à me tenir éveillé.

12 h. 25. — Maux de tête et nausées, soif toujours plus ardente.

1 h. 10. — J'ai des vertiges, les objets tournent devant moi, les pupilles me paraissent très contractées, j'ai des démangeaisons à la figure qui sont très désagréables, les vertiges deviennent de plus en plus forts, je me couche.

2 h. 1|4. — Je me réveille très énervé, les démangeaisons (sensation de pincements répétés) ont envahi le cou, la soif est encore plus forte, Je me lève.

2 h. 1|2. — Il m'est impossible de rester assis, j'éprouve dans la tête la même sensation qu'on éprouve lorsqu'on dort la tête appuyé sur la paroi du wagon quand le train est en marche. Je me couche.

6 h, — Réveil, je n'éprouve plus de trépidations, mais des vertiges, les objets sont très éloignés et très voilés, la soif devient intolérable.

8 h. — Je veux prendre le deuxième cachet, il m'est impossible de me lever tant j'ai sommeil.

10 h. — Réveil. Je n'ai plus ni vertiges ni maux de tête, je suis très bien ainsi, mais j'ai sommeil.

12 h. 30. — Réveil. Je suis très bien, je me sens très disposé à travailler, je me lève. Pouls 64, Resp. 14. Je prends le deuxième cachet.

12 h. 45. — Je puis travailler, le deuxième cachet ne produit donc pas l'influence du premier. Pouls, 70, resp., 12. Les inspirations sont si lentes que je puis en compter la durée, a 1re 4'', la 2e 5'', la 3e 5'', la 4e 5'', il n'y a pas d'expiration, le poumon se vide d'un trait.

1 h. 3|4. — P. 68. R. 9.

2 h. — P. 66. R. 8. Lourdeurs de tête.

R. 7. Lourdeurs de tête, je ne souffre pas mais j'ai soif, je recompte, ce chiffre m'étonne, c'est bien 7.

2 h. 1|2. J'ai des vertiges, j'ai à peine le temps de me

coucher, je puis cependant malgré la peine que j'ai à analyser, constater que les fourmillements envahissent la poitrine, les cuisses, les mollets.

11 h. — Je me réveille, je bois de l'eau, mon estomac la supporte je l'avais rendue toutes les fois où j'avais essayé d'en boire. R. 16, l'effet du médicament semble terminé.

Il nous semble que la dose donnée par le docteur Mangès est voisine des doses toxiques. Si l'on considère, en effet, que Dreser tua un lapin par injection intra-veineuse avec 0,08 cg. et constata que le premier danger de mort est la paralysie de la respiration, il nous paraît que ce danger n'est pas très éloigné quand la respiration tombe à 7 par minute. Il est donc superflu d'ajouter qu'on ne doit jamais donner des doses pareilles. Tant mieux pour les Américains s'ils peuvent les supporter. D'ailleurs l'effet utile du médicament est constamment atteint à 0,005 et fait qui est complètement d'accord avec l'expérimentation les doses plus fortes n'ont pas produit d'abaissement de la fréquence respiratoire. Il nous a donc pour inutile de risquer des chances d'accumulation sans aucun bénéfice.

La diacétyl morphine expérimentée dans le service de M. le professeur Carrieu a toujours donné de bons résultats à ces doses minimes.

Le médicament donné à la dose journalière de 0,01 en deux cachets était pris de la façon suivante : Les malades mangeant à 10 heures prenaient leur premier cachet à 1 heure de l'après-midi, la morphine déterminant des vomissements, d'après Guinard, dans les cas seulement de plénitude de l'estomac, nous avons tenu à donner son dérivé qui, d'après nos expériences paraissait produire les mêmes effets quand l'estomac était vide, et jamais les malades n'ont éprouvé de nausées quand ils les ont pris ainsi, le deuxième cachet, en tenant compte des mêmes indications était donné à 8 heures la dose de 0,005 prolon-

geant son effet sédatif sur le poumon pendant 4 heures cela
suffisait pour assurer un effet réel de 8 h. par jour.

Nous avons donné la diacétyl morphine pour la toux, toutes
les fois que celles-ci paraissait gêner et le malade et la guérison de la maladie il n'y a pas à craindre avec ce médicament
la stagnations des sécrétions puisqu'il fortifie les musclus inspirateurs et rend le courant d'air expiratoire plus fort il aide
donc par ce fait les poumons à se débarrasser des exsudats et
peut être donné dans tous les cas, où la toux fatigue le malade,
quelle que soit la maladie. Interrogés sur l'action que le médicament produisait sur eux, tous les malades ont été unanimes
à dire qu'ils respiraient mieux et qu'ils toussaient moins, je
n'ai pu relever non plus que les malades aient accusé la moindre mal de tête et bien que cette question leur fût posée
chaque matin, ce n'est qu'au cinquième jour qu'ils accusaient
des picotements dans la nuque. Nous n'avons pu relever qu'un
cas d'intolérance du médicament, mais la malade interrogé
sur la façon dont elle avait pris ses cachets, nous avoua qu'elle
les avait pris tous les deux à la fois une demie heure après le
repas du soir, en pleine digestion par conséquent. Aussi les
vomissements ne se firent-ils pas attendre, les idées de Guinard
sur la cause des vomissements morphiniques sont donc appli-
cables à son dérivé.

Après les expériences de Guinard sur l'hypertension arté-
rielle, fait qui a été confirmé par Dreser pour son dérivé, il
il était à craindre que la diacétylmorphine produisît des effets
congestifs chez les vieux bronchitiques et les emphysémateux.
L'expérience faite sur le 14, homme gros, vigoureux, atteint
d'une vieille bronchite chronique avec toutes ses conséquences,
très congestionné, au pouls d'une lenteur remarquable, nous
a donné des résultats inespérés. La tension fut prise très régu-
lièrement tous les matins, elle s'élevait à 16° avant que le
malade eût pris ses cachets. Pendant les quatre jours que dura

son traitement, elle oscilla entre 13 et 14° et remonta à 17 et
18° après leur suppression. Les effets sur la respiration sont
ici particulièrement remarquables : le malade, très essoufflé,
respirait 36 à la minute. La fréquence R était déjà tombée à 25
une heure après ; elle se releva sur les 6 heures (5 heures
après), elle était alors de 29. Le deuxième jour, le malade respirait 20 et se félicitait du résultat ; il avait pu passer une bonne
nuit et n'avait presque pas toussé. Les crachats ont toujours
diminué de quantité, mais ils ont augmenté de consistance, ce
que démontra aussi leur poids qui ne diminua pas proportion-
nellement à leur volume.

Le N° 5, tuberculeux, crachait :

> 90 centigr. = 120 cc. (par jour). Tension 17.

Ce nombre était tombé :

Le 2e jour à	86 centigr.	= 100 cc. (par jour).	Tension 17
3e —	80 —	= 80 —	— 12
4e —	60 —	= 65 —	— 14
5, 6, 7 et 8e —	60 —	= 65 —	16 à 16 1/2

Le volume se maintient en rapport avec le poids pendant les
quatre derniers jours. Les crachats s'épaississent donc, mais le
résultat obtenu est bon puisque le malade se trouvait mieux et
n'accusait pas de fièvre. Ce malade cessa le 8e jour de prendre
ses cachets (nous les avions supprimés). Quatre jours après,
il nous montrait son crachoir, qu'il remplissait deux fois par
jour (soit environ 190 cc.) et nous suppliait de lui rendre ses
cachets. Nous n'avons pas mesuré les crachats depuis, mais
le malade ne vide plus son crachoir qu'une fois par jour et se
trouve mieux. La diacétyl diminue aussi la toux, et c'est d'ailleurs le spécifique de celle-ci ; elle arrive à la supprimer du
jour au lendemain dans la bronchite légère ; nous avons
donné de ce médicament dans plusieurs cas et le résultat a
toujours été merveilleux. Dans les cas graves, les quintes
deviennent moins nombreuses, plus espacées, plus fortes, les

crachate montent d'un trait à la gorge et le malade les expulse avec très peu d'efforts.

Ce double rôle de modificateur de l'irritabilité pulmonaire et de tonique du poumon semble donc jusqu'ici réservé à la diacétyl (on pourrait l'essayer à ce double point de vue dans la coqueluche ; nous n'avons pu le faire nous-même n'ayant pas eu de cas).

La diacétyl ne paraît avoir aucune action (à dose minim.) sur l'intelligence, les malades n'étaient nullement stupéfiés ni abrutis, comme après les doses correspondantes de morphine. J'ai interrogé tous les malades sur le nombre d'heures et la façon dont ils avaient dormi. Les tuberculeux dormaient 4 ou 5 heures au plus et se réveillaient pour cracher, puis se rendormaient ensuite, le sommeil se produisait sans cauchemars ni rêves.

La première dose de diacétyl détermine parfois une hyperexcitabilité nerveuse très prononcée, mats cet état ne dure pas, et dès la seconde dose, cet état fait place au bien-être caractéristique que d'ailleurs tous les malades m'ont accusé.

Je leur demandai aussi s'ils suaient la nuit. Les tuberculeux qui étaient à des périodes avancées ne purent me donner aucun renseignement, mais plusieurs bronchitiques bacillaires, dont je poursuivis minutieusement l'observation, ne suaient plus depuis qu'elles ue toussaient plus.

A l'état normal, la diacétyl ne détermine pas de sueur, mais plutôt une sécheresse spéciale de la peau qui devient comme nacrée. La toux semblerait donc déterminer la suenr chez les tuberculeux ; il n'y aurait rien d'étonnant à ce que les malades n'ayant plus à imposer à leurs muscles respiratoires accessoires un travail supplémentaire exagéré, fassent diminuer la sécrétion des glandes cutanées voisines de ces derniers (aisselle et partie supérieure du thorax). La diacétyl aurait-elle aussi sur les glandes cutanées une action semblable à celle qu'elle produit sur les bronches ?

Ceci nous amena à examiner d'une façon plus précise la quantité d'urine donnée par les malades.

D'une façon générale, la diacétyl. occasionne toujours une soif ardente qui, lorsqu'elle est satisfaite, doit élever le taux des urines. C'est, en effet, ce qu'un examen journalier nous permit d'observer. Je voulus me rendre compte si le médicament avait une action réelle sur le rein et si le chiffre d'urine rendue était seulement dû à l'exagération de la soif. Dans ce but, je pris moi-même 0,04 centigram. de diacétyl et j'en donnais également 0,04 à un malade non prévenu.

Malgré la soif qui me dévora toute la journée, je ne bus qu'à mes repas en m'attachant à ne pas boire plus que de coutume. La quantité d'urine des 24 heures s'éleva à 1250 gram.

Le malade, à cette dose là éprouva la même sensation, mais il satisfit sa soif, et le taux de l'urine s'éleva chez lui au chiffre énorme de 3 litres en 24 heures (N° 5, Combal). La diacétyl ne paraît donc avoir aucune influence sur la sécrétion urinaire, et si le malade urine davantage, c'est parce qu'il boit plus qu'en temps normal.

La diacétyl donne cette sensation de soif même à petites doses (de 0,005 à 0,01) ; c'est une action bien particulière à ce médicament et qui permettrait peut-être de localiser cette sensation. Les animaux à qui on vient d'enlever une forte quantité de sang, les blessés éprouvent le besoin irrésistible de boire, fait qui est très facilement expliqué chez eux parce qu'il faut que l'organisme récupère l'eau que la perte de sang lui a fait subir. Mais ici, ce n'est pas dans l'exagération des sécrétions, de quelque nature soient-elles, que nous pouvons trouver l'explication de ce fait, puisque la diacétyl, sans action sur l'hyper-sécrétion du rein, paraîtrait plutôt diminuer les sécrétions bronchiques. Le travail exagéré qui détermine la sueur donne soif, la chaleur produit le même effet, mais la diacétyl est un antithermique puissant. Dreser a prouvé que les lapins injectés à 0,02 donnaient une chute de température de 3°, 75 minutes après l'injection.

Si on compare les doses aux effets produits, on voit que la soif augmente au fur et à mesure que la fréquence respiratoire diminue; à 0,17 centigram., alors que celle-ci est tombée à 7, la soif éprouvée est intolérable. A 0,005, alors que les effets de la diacétyl sur la circulation sont nuls, la soif et l'abaissement de la fréquence respiratoire se produisent ensemble. Il y a donc une relation de cause à effet entre l'action de la diacétyl sur les bronches et cette sensation. On ne peut pas invoquer pour l'expliquer une vaso-constriction des vaisseaux bronchiques, celle-ci aurait un contre-coup dans la circulation, et comme conséquence, une élévation de la pression sanguine qui ne se produit pas. (Dreser a démontré aussi qu'à dose toxique, quand la respiration était déjà sur le point d'être paralysée, le cœur tenait encore bon.) On sait que l'extrême froid comme l'extrême chaleur provoquent tous deux une soif ardente, mais les températures extrêmes ont aussi une action sur les bronches. Les maladies des voies respiratoires sont bien plus fréquentes dans les climats très chauds ou très froids que dans les climats tempérés.

Si on rapproche ces faits de ceux qui se produisent dans la série animale, on voit les animaux qui ne suent pas, les chiens par exemple, dont l'évaporation se fait par le poumon, boire bien plus souvent que les autres animaux et, de plus, respirer d'autant moins vite que ses poumons sont plus secs.

Dreser a démontré que l'action de la diacétyl, c'est-à-dire l'abaissement de la fréquence respiratoire, bien que d'origine nerveuse (exp. sur les chats), n'était pas due à une diminution de la sensibilité du centre respiratoire vis à vis des régulateurs chimiques de la respiration (CO_2 et O), puisque ces deux corps ne sont pas sensiblement diminués dans le sang; il faut donc en déduire que la soif et la diminution de la fréquence respiratoire sont dues à une modification passagère qui se produit dans le parenchyme pulmonaire, modification des extrémités nerveuses par l'action propre du médicament, qui par réflexe produirait le ralentissement, car toutes les déductions tirées des phénomènes physiologiques observés font écarter une excitation nerveuse centrale directe. D'autre part, si l'on considère aussi que la diacétyl diminue les sécrétions bronchiques, on est en droit de se demander si la soif ne proviendrait pas du dessèchement de la muqueuse bronchique. Et si on rapproche ce fait de ceux que nous avons énumérés plus haut, on pourrait se demander même si la diacétyl ne porterait pas principalement et plus spécialement son action sur les glandes, et si l'action modératrice qu'elle a sur la respiration ne serait pas renforcée par un réflexe ayant pour point de départ l'action hypocrinique du médicament.

OBSERVATION I

G..., 63 ans, tousse depuis 20 ans, l'hiver les quintes deviennent plus nombreuses. Cette toux s'exacerbe à la suite des crises de suffocations. La maladie s'est aggravée depuis un an. Depuis huit jours les quintes sont occasionnées par le moindre mouvement, le malade a été obligé de suspendre son travail, il rentre à l'hôpital le 27 décembre 1898 :

Poitrine d'emphysémateux très bombée, à l'auscultation, râles ronflants sibilants et sous crépitants nombreux surtout à gauche. Cœur, premier bruit un peu sourd, pouls très lent, facies très congestionné. — Bronchite chronique avec emphysème.

Traitement: jusqu'au 2 janvier 1 gr. de Terpine par 24 h. — Le malade ne dort plus depuis huit jours. R 36. P 48.

Le 2. — 0,01 de diacétyl. en 2 c., le premier cachet est pris à 1 h., à 2 h. 1/2, le malade n'a pas encore eu de quintes de toux.

P 50, à 6 h. le malade n'a eu que quelques quintes, il respire mieux.

Les quintes ont été plus fortes. R 29. P 50.

2. — Nuit très bonne, le malade a bien dormi, mais il est énervé, a très peu toussé depuis le réveil, se sent beaucoup mieux, soif. Crachats 60 gr. épais verdatre. — R 20. — Urines 1,750. — diacétyl. 0,01 en 2 c.

4. — Nuit très bonne (le malade, « se trouve dans le paradis » pas de lourdeur de tête au réveil, pas de sueurs, pas d'énervement, tousse biens moins.

Diacétyl. 0,01 en 2 cachets.

5. — R 20. P 46. Ur. 1000. Crachats 62. A bien peu toussé.

Diacétyl. 0,005 en 1 cachet.

6. — R 26. P 50. Ur. 1100. Crachats 40. T 17. — Le malade se plaint de picotements dans la nuque. — Suppression de la diacétyl. — Les crises de suffocation ont disparu.

7. — T 18. Ur. 1800. P 47. — Presque pas de toux, l'état se maintient. Crachats 50 gr.

9. — T. 16. Ur. 1700. P 48. Crachats 52. — Le malade tousse toujours un peu.

OBSERVATION II

R., 61 ans. — Emphysémateux, depuis deux mois à l'hôpital soumis avec peu de succès au traitement journalier de (Terpine 1 gr. codéine 0,03 en 3 pilules).

Le 2 janvier on donne 0,01 de diacétyl mais le malade prend aussi le soir avec son 2ᵉ cachet les pil. de codéine. Le lendemain il se plaint d'avoir eu, pendant la nuit des étourdissements, et des maux de tête, on supprima les 2 médicaments les étourdissements et maux de tête ont disparu le surlendemain.

OBSERVATION III

X..., 35 ans, couturière. — Tousse depuis six mois surtout le matin au réveil. Petite toux sèche et quinteuse, la malade ne crache pas après. — Très nerveuse, n'a cependant jamais eu de crises.

Est plus calme depuis qu'elle tousse. Plus fatiguée depuis 15 jours. A des vertiges et des éblouissements après les quintes. — N'a jamais eu d'hémoptysies. — Crachats verdatres très rares, à peine 30 gr. par 24 h. — A beaucoup maigri.

4. Janv. Percussion. Matité sous-clavic. droite, un peu de sonorité à gauche. Rien aux basez. En arrière et à droite resp. soufflante. quelques frottements râles, pas de signes cavitaires, à gauche respiration sèche, exp. soufflante un peu prolongée. — lésions plutôt superficielles et étendues que cavitaires. — Phtysie, — sue beaucoup. — Diacétyl. 0,01 en 2 cachets.

4. A bien dormi, pas de maux de tête au réveil. pas de sueurs, beaucoup moins de toux. — Ur. 500. Crachats 10 gr. R 18. P 120. — on continue le même traitement.

5. N'a presque pas toussé, n'a pas dormi sommeil, troublé par une voisine qui délire, a sué, bouche sèche. Ur. 500. P 84. T. 13. Crachats à peine 20 gr. Diacétyl. 0,01.

6. Le malade tousse moins, à dormi, bouche toujours sèche. Ur. 500. P 84. T 13. Diacétyl. 0,01. Crache toujours très peu.

7. A dormi mais a eu des coliques et de la diarrhée, maux de tête, suppression de la diacétyl.

9. La toux a repris T 11. P 118. les coliques et la diarrhée continuent.

OBSERVATION IV

R..., 51 ans, journalier. — Entré le 23 novembre 1898.

Il y a trois mois hémoptysies abondantes (1 litre), sang rouge vermeil.

Malade depuis 13 jours, a eu froid, a toussé, a eu des douleurs dans le côté gauche de la poitrine. — Depuis, tousse et crache beaucoup, pas de sang dans les crachats. — Auscultation et percussion. — Matité sommet droit, Matité base gauche sonorité de l'espace de Traube à peu près disparue. — Au sommet gauche râles ronflants et sibilants très nombreux avec quelques sous-crépitants surtout à la base. Au sommet droit inspiration prolongée, quelques frottements. En arrière mêmes signes.

.4 janvier. Le malade tousse davantage. P 40. T 17. R 23. Diacétyl. 0,01 en 2 cachets.

5. Démangeaisons très intenses aux jointures, pas de toux. R 19. Ur. 1250. Crachats 86 gr. = Vol. 110cc. Le malade a pu dormir. Léger mal de tête. Diacétyl. 0,005.

6. Crachats 80 gr. = Vol. 100cc. T 00. P 00. R 00. Le malade a bien dormi, pas de sueur, moins de toux. Ur. 1250. Diacétyl. 0,005.

7. Le malade crache maintenant sans tousser il a eu très soif. Nuit très bonne. Ur. 2500. Diacétyl. 0,005. Crachats 80 gr. = 80cc.

9. T 17. P 86. R 20. Ur. 1450. Très peu de toux. Crach. 60 gr. = 65cc.

11. 12. 13. Le malade tousse toujours très peu, l'état local est toujours le même. Crach. 60 gr. = 60.

15. *Diacétyl. 0.04 en 2 cachets.*

16. Ur. 3000. R 18. P 80. T 18. N'a pas du tout toussé, démangeaisons des plus intenses. Soif ardente, maux de tête. Suppression.

23. Le malade réclame ses cachets. Il ne dort plus, les quintes

l'ont repris, il vide son crachoir 2 fois en 24 h. Diacétyl. 0,01 en 2 cachets.

4 février. 10ᵉ jour d'administration. Le malade ne sue plus, il ne tousse pas, il ne vide plus son crachoir qu'une fois en 24 h. Maux de tête. Suppression.

OBSERVATION V

4 janvier. F..., 61 ans, vieille emphysémateuse. Diacétyl. 0,01 en 2 cachets. 5. La malade a vomi pendant la nuit. — Elle a pris ses 2 cachets ensemble une 1/2 heure après le repas du soir.

OBSERVATION VI

M... Léonie, domestique, 26 ans, entrée le 5 janvier.

Début, il y a dix jours, a eu froid. Courbature générale. A craché du sang, il y a un an.

Submatité sommet gauche. Inspiration rude, expiration prolongée quelques craquements. Sommet droit normal. Rien au cœur. Espace de Traube conservé.

6. Aujourd'hui tousse beaucoup (c'est d'ailleurs cette toux qui l'a fait rentrer à l'hôpital, elle empêchait ses maîtres de dormir), est très énervée et sue beaucoup. La toux est quinteuse et grasse. Bronchite bacillaire ? Pas de bacille de Koch dans les crachats. P. 68. R 22. Pas de fièvre. Crachats 60 gr. Diacétyl. 0,01 en 2 cachets.

7. La malade n'a pas sué, presque plus de quintes. Diacétyl. 0,01.

8. Nuit bonne, très peu de toux. Diacétyl. 0,01. Même traitement jusqu'au 12.

12. Ne tousse presque plus. Crache très peu. — Léger mal de tête. Le but est atteint, on supprime la diacétyl. La malade ne sue plus.

OBSERVATION VII

Due à l'obligeance de M. Saltet, Médecin-major au 122ᵉ.

Mme X..., tousse depuis quelques jours à la suite d'une grippe à prédominance thoracique. A l'auscultation les poumons ne présentent rien d'anormal, et cependant la toux est très forte, et s'exacerbe d'une façon particulière tous les soirs vers 9 h. — On avait essayé sans succès la codéine et la Terpine. On donne 6 cachets de diacétyl. à 0,005, le 2ᵉ jour de traitement, la malade n'avait plus eu de quintes, cet effet s'est continué pendant une dizaine de jours. Aujourd'hui la malade qui ne prend plus de diacétyl., tousse encore mais il y a une amélioration très sensible.

CONCLUSIONS

1° La morphine agissant sur les voies respiratoires aux doses où elle est hypnotique et convulsivante ne peut être employée pour les affections de ces dernières ;

2° La codéine n'a d'action sur l'irritabilité pulmonaire qu'à la dose de 0,03 cgr., mais à cette dose ses effets convulsivants commencent eux aussi à se manifester d'une façon très nette, comme elle est de plus très toxique, nous pensons qu'il serait bon non pas de la supprimer tout à fait de la thérapeutique mais de la réserver pour les seuls cas où ces propriétés convulsivantes peuvent être mises à profit, cas que des études ultérieures pourraient déterminer. Nous pensons qu'il ne faut plus l'employer comme sédatif dans le traitement des maladies des voies respiratoires ;

3° La diacétyl morphine, dont les effets toxiques sont bien moins forts, et dont l'action sur l'irritabilité pulmonaire est merveilleuse doit définitivement remplacer ces produits dans le traitement de l'excitabilité des organes de la respiration.

4° La forme d'administration qui nous paraît la plus commode, sont les cachets de 0,005 avec 0,10 cgr. de sucre.

5° La diacétyl doit être donnée toutes les fois où le médecin, jugera que la toux, par sa persistance ou par la fatigue qu'elle impose aux malades, gêne leur guérison, mais il est bon de se rappeler que ce médicament agissant sur le poumon comme la digitale sur le cœur, doit être supprimé dès que son effet est produit, car on ne sait pas encore si son emploi prolongé ne serait pas nuisible aux fonctions de ces organes.

INDEX BIBLIOGRAPHIQUE

DANKWORT. — Etude sur quelques dérivés de la morphine (Soc. chimique de Paris, 5-924. — *Arch. von Pharmacy* (6) t. 28 p. 572-96.

LANDERMAN et MOTTEU. — Sur la recherche de la morphine dans l'Urine, Société Chim. de Paris.

SKRAUF et VIGMANN. — Sur l'iodométhylate de Codéine. Société Chim. de Paris, 1890, t. 4, p. 388.

— Sur la Morphine, 1890, t. 3, p. 35.

BÉHAL. — Chimie organique.

Encyclopédie chimique (Art. Morphine).

Journal de Pharmacie et de Chimie. Art. Péronine 1897.

MAGENDIE. — Note sur l'emploi de quelques sels de Morphine *N. J. de méd.-chir. pharm.* 1818, t. 1, p. 23-28.

AMBROSOLI. — Storia di un caso d'awenimento di codeina in un bambino di due anni felicemento combatuto. — *Med. ital lomb.* Milano 75, t. 35, p. 46.

BENAZZI. — Ancora sul caso di awclenamento di codeina in un bambino di due anni. — *Gaz. mcd. ital. lomb.* 75.

FONSAGRIVES. — Dict. des Sciences encyclopéd. — Morphine, Codéine.

BARNAY — Etude sur l'action physial. et taxique de la Codéine, comparée à celle de la Morphine et de la Narcéine. — Thèse de Paris 1877.

MYRTLE. — Case of poisoning by codeia. J. M. London. 1873, p. 478.

ROBIQUET. — Note sur la Codéine. *Gaz. des Hop. de Paris.* 1856, t. 29. — *Mon. des Hop. de Paris*, 1856, t. IV.

Cl. Bernard. — L'opium.et ses alcaloides. C. R. 64, t. 59. — Des effets phys. de la morphine et de leur combinaison avec ceux du chloroforme, R. C. Scientif. 69.

Laborde. — Note sur l'action phys. et taxique de l'opium et de ses alcaloides. — B. de Thérapeut. 72, t. 82. — J. des connaissances Méd. prat. 74, t. 41.

Levinstein. — Die Morphiumsucht. Berlin. Klin Wochenschrift. 1875, t. 22.

Vibert. — Etude pratique sur les injections sous-cutanées de Morphine. J. Thérap. 75 et 76.

Laborde et Calvet. — Recherches expér. sur la morphine. *Trib. Méd.* 76 t. 8-77, t. 9.

Gubler. — Leç. de thérap.

Gréhant. — Sur l'exhalation de CO^2 par le poumon.— Influence de la Morphine C. R., soc. de Biologie 82, p. 221.

Schroeder (Von). — Untersuch. über die phamakologische Gruppe des Morphins. *Arch. f. exp. Path. und Pham.* 83, t. 17.

Binz. — Vorlesünger über Pharmak für Aerzte und Studenten. Berlin 84.

Pachon. — Rôle du cerveau dans la respiration. infl. de la Morphine. Thèse de Paris 92.

Dujardin-Baumetz. — *Dict. de Thérap.* Art. opium-morphine.

Chambard. — Les morphinomanes 1893.

Amblard et Grasset. — Propriétés convuls. de la morphine. C. R. 81, t. 93 et *Gaz. hebd. de médecine* 82, t. 19.

Guinard L. — Avantages qu'il y aurait à remplacer la Codéine par l'apocodéine.

Reynier. — L'Intoxication par la morphine. Thése de Paris 82.

Guinard — Etude expér. de Pharmacodynamie comparée sur la Morphine et l'Apomorphine. Thèse de Lyon 98.

Dreser H. — Ueber die Wirkunge eineger derivate des Morphins auf die Athmung. — 1898. — *Arch. für die gen. Physiologic.* Bd. 72.

Visemberg. — Pharmaceut. Zéitung 98. — décembre 98.

Mangés. — *The New-York Méd. journal.* — Cité in Vratch janvier 99, p. 1.

208

SERMENT

En présence des Maîtres de cette École, de mes chers con-disciples et devant l'effigie d'Hippocrate, je promets et je jure, au nom de l'Être suprême, d'être fidèle aux lois de l'honneur et de la probité dans l'exercice de la Médecine. Je donnerai mes soins gratuits à l'indigent, et n'exigerai jamais un salaire au-dessus de mon travail. Admis dans l'intérieur des maisons, mes yeux ne verront pas ce qui s'y passe ; ma langue taira les secrets qui me seront confiés, et mon état ne servira pas à corrompre les mœurs ni à favoriser le crime. Respectueux et reconnaissant envers mes Maîtres, je rendrai à leurs enfants l'instruction que j'ai reçue de leurs pères.

Que les hommes m'accordent leur estime si je suis fidèle à mes promesses ! Que je sois couvert d'opprobre et méprisé de mes confrères si j'y manque !

VU ET PERMIS D'IMPRIMER :
Montpellier, le 3 Février 1899.
Le Recteur,
A. BENOIST.

VU ET APPROUVÉ :
Montpellier, le 3 Février 1899.
Le Doyen,
L. VIALLETON

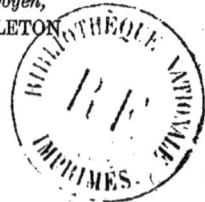

www.ingramcontent.com/pod-product-compliance
Lightning Source LLC
Chambersburg PA
CBHW050548210326
41520CB00012B/2768